AF619873

DISCOURS

PRONONCÉ

PAR M. MORTIER,

A L'HOTEL-DIEU.

DISCOURS

PRONONCÉ

PAR M. MORTIER,

Docteur en médec. de la Faculté de Paris, Profess. d'anatomie et de chirurgie,

A SON ENTRÉE EN EXERCICE

COMME CHIRURGIEN EN CHEF

DE L'HOTEL-DIEU DE LYON,

Le 30 Décembre 1823.

IMPRIMÉ PAR ORDRE DE L'ADMINISTRATION.

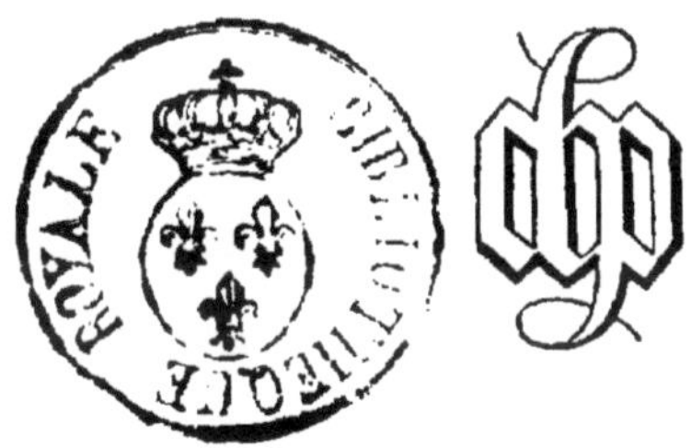

LYON.

IMPRIMERIE DE DURAND ET PERRIN,

IMPRIMEURS DES HÔPITAUX,

Hôtel de Malte, rue du Plat, n.° 15.

M DCCC XXIV.

DISCOURS

PRONONCÉ

A L'HÔTEL-DIEU.

MESSIEURS,

Au moment d'occuper une place qui a été remplie par tant de chirurgiens distingués, et sur laquelle les noms de Pouteau et de Petit ont répandu un éclat qui ne fait que s'accroître avec le temps, j'éprouve un sentiment d'appréhension bien naturel. Le désir de ne pas paraître un successeur trop indigne de ces hommes célèbres, le besoin de justifier les suffrages de mes juges et la confiance d'une administration respectable, et par-dessus tout les intérêts sacrés de l'humanité dont je vais répondre à mes concitoyens et à moi-même : quels puissans motifs d'émulation ! mais aussi quels justes sujets de crainte et de défiance! Toutefois, Messieurs, si l'amour de son art, si le zèle de ses devoirs, si des intentions toujours droites, peuvent faire excuser ce qui me manque sous le rapport du talent, j'ose espérer que vous jetterez quelques regards de bienveillance sur mes premiers pas dans une carrière honorable, mais difficile, et au début de laquelle ma jeunesse et mon peu d'expérience me rendent les encouragemens si nécessaires. Chargé non-seulement d'un vaste service comme praticien, mais encore de l'enseignement de l'anatomie et de la chirurgie comme professeur, je vous entretiendrai quelques instans de ces deux branches importantes de l'art de guérir. En faisant connaître aux élèves présens à cette séance l'esprit dans lequel il faut les considérer, je leur tracerai aussi quelques règles à suivre dans leurs études; je tâcherai de leur aplanir les premières difficultés, et d'abréger, autant que possible, la route qu'ils doivent parcourir. Heureux si le choix de ce sujet peut leur prouver combien j'ai leur instruction à cœur, et quel prix j'attache, pour eux-mêmes comme pour la gloire de notre école, à voir se réaliser les belles espérances que donnent déjà plusieurs d'entre eux!

L'anatomie est la base commune sur laquelle repose tout l'édifice médical ; elle dirige le physiologiste dans l'étude difficile des propriétés et des fonctions ; et quoique, dans ces derniers temps, les expériences sur les animaux, et l'observation des phénomènes morbides, comparés avec l'état des organes malades, aient éclairé un grand nombre de points encore obscurs de la science de l'homme, l'anatomie n'en restera pas moins la science la plus importante, pour celui qui veut connaître le mécanisme du corps humain ; elle seule peut inspirer au chirurgien cette hardiesse raisonnée que la prudence avoue, et qui ne serait, sans le secours de l'anatomie, qu'une aveugle et effrayante témérité. Ce n'est qu'après avoir fait une étude approfondie de l'anatomie des rapports, et s'être acquis, comme anatomiste, une réputation européenne, que Desault enrichit la médecine opératoire de ces nombreuses découvertes, qui ont placé son nom à côté, et peut-être au-dessus des noms d'Ambroise Paré et de J.-L. Petit. On a pu croire, dans le siècle dernier, que l'anatomie était moins utile au médecin ; mais, depuis que Bichat a créé l'anatomie des systèmes, depuis que ses idées ont été fécondées, et que l'école physiologique, reprenant en quelque sorte les travaux que sa mort avait interrompus, a proclamé les grandes vérités dont les élémens étaient renfermés dans ses ouvrages, on peut dire, sans exagération, que l'anatomie a été, pour la médecine, la source de conséquences pratiques aussi importantes et aussi multipliées que pour la chirurgie elle-même. Elle éclaire également la thérapeutique et l'hygiène, puisqu'elles ont l'homme pour objet, et qu'elles ne peuvent le modifier d'une manière favorable, sans connaître les organes soumis à l'action des moyens qu'elles mettent en usage. Elle jette, en un mot, sur toutes les parties de l'art de guérir, une vive et brillante lumière qu'aucune autre science ne peut lui fournir; elle en est le véritable point d'appui, et c'est seulement depuis que les modernes ont construit sur cette base large et solide, qu'ils ont pu espérer d'établir une doctrine, qui s'enrichira sans doute des travaux successifs de chaque siècle, mais dont les principes fondamentaux resteront inébranlables.

Ces vérités ne trouvent plus aujourd'hui de contradicteurs, et il serait au moins superflu de vouloir les démontrer dans le sein d'une école qui jouit depuis long-temps d'une juste réputation sous le rapport des études anatomiques. Peut-être ces études ne seront-elles pas toujours regardées comme exclusivement propres au médecin et au naturaliste ; peut-être sentira-t-on un jour que, pour connaître complétement l'homme moral, il faut aussi connaître l'homme physique, et l'anatomie deviendra-t-elle alors un complément indispensable de toute éducation distinguée, un secours nécessaire à tous ceux qui, par leur rang ou leurs lumières, sont destinés à diriger ou à éclairer les sociétés humaines ; et si cette importance accordée à l'anatomie paraissait exagérée, si on croyait surtout y entrevoir une tendance au matérialisme, il suffirait de rappeler qu'un des plus grands orateurs du siècle de Louis XIV, chargé de l'éducation d'un prince qui devait gouverner la France, le fit assister assidument aux leçons d'anatomie du célèbre Duverney, et rédigea même ces leçons en corps de doctrine pour l'usage de son élève ; et, sans doute, le nom de Bossuet serait à l'abri d'un reproche adressé de nos jours avec tant de légèreté à la plupart de ceux qui cultivent les sciences naturelles.

Mais il règne sur l'anatomie un préjugé qui s'opposera long-temps encore à ce qu'elle soit plus généralement répandue. Pour les gens du monde, ce n'est qu'un objet de dégoût, et pour quelques médecins même, ce n'est qu'une étude aride et sans intérêt. On connaît la peinture peu attrayante que Rousseau en a faite dans un ouvrage profondément empreint des tristes idées qui assiégèrent la dernière moitié de sa vie, et empoisonnèrent sa vieillesse. « Quel appareil « affreux qu'un amphithéâtre anatomique ! des « cadavres puans, de baveuses et livides chairs, « des intestins dégoûtans, des squelettes, des « vapeurs pestilentielles : ce n'est pas là, sur « ma parole, que Jean Jacques ira chercher ses « amusemens. » Ne nous étonnons pas que la belle imagination de Rousseau ait été effrayée de ces objets dont la première vue a toujours quelque chose de repoussant, et les ait peints de couleurs si rembrunies; et prouvons, par ce passage même, que l'anatomie n'est pas une science aussi dépourvue d'intérêt qu'on le pense communément. Puisque son étude est environnée de tant de dégoûts; puisque les premières impressions qu'elle produit sont si pénibles, et que tout y blesse les sens, comment se fait-il, cependant, qu'on s'y livre avec tant d'ardeur? par quel charme peut-elle captiver, non-seulement les hommes qui sont portés par une impulsion toute particulière vers ce genre de recherches, mais encore cette foule de jeunes élèves qui passent les jours et quelquefois les nuits entières courbés sur des cadavres? où trouvent-ils le courage de lutter contre les obstacles que l'ignorance, la superstition ou d'autres causes apportent encore à leurs travaux dans un grand nombre de villes? et comment, après un temps très court, paraissent-ils ne plus s'apercevoir de ces dégoûts qui, d'abord, leur avaient causé tant d'effroi, et qui, placés comme un épouvantail à la porte du sanctuaire, en ont quelquefois éloigné pour toujours ceux qui, n'ayant pas osé les envisager de près, n'ont pas pu se familiariser avec eux? L'utilité de l'anatomie suffit-elle pour expliquer cette ardeur ?

Non, Messieurs, il n'est pas dans la nature humaine de faire avec tant de zèle, avec une sorte de passion, ce qui est simplement utile, et il faut ici chercher un mobile plus puissant : nous le trouverons dans l'anatomie elle-même. C'est qu'en effet, les dégoûts de cette étude, si grands pour ceux qui ne les connaissent point, sont réellement bien moindres qu'on ne les imagine ; c'est qu'il suffit de quelques épreuves pour y devenir tout-à-fait insensible, tandis que les jouissances que procure l'anatomie sont toujours nouvelles; c'est que, séparée même de toutes les applications qu'on en peut faire à la médecine ou aux beaux-arts, c'est encore une science pleine d'attraits; et comment pourrait-il en être autrement? comment contempler froidement le mécanisme du corps humain? comment pénétrer sans plaisir dans les mystères de son organisation? comment se lasser de ces dissections savantes, sous lesquelles on voit se développer ces vaisseaux si fins, ces nerfs si déliés, ces admirables réseaux, cette merveilleuse structure! Mais écoutons, sur ce point, le médecin éloquent que l'Académie française jugea digne de succéder à Buffon; il nous fera comprendre, en peu de mots, tout l'intérêt attaché aux études anatomiques, et comment ces études doivent être faites pour offrir cet intérêt. « Que ceux qui « se persuadent, dit Vicq-d'Azir, qu'il suffit de « lire les meilleures descriptions pour avoir une « connaissance exacte du corps, veuillent bien « considérer avec moi jusqu'à quel point leur « espoir est trompeur, et de combien de jouis- « sances ils se privent, en se refusant au plaisir « de voir et d'observer eux-mêmes. J'avais mé-

« dité long-temps sur les écrits de Harvey, de « Malpighi et de Haller, et je me flattais d'y « avoir appris quelles étaient la structure du « poulet et ses connexions avec les différentes « substances dont l'œuf est composé. Combien « je fus surpris, lorsque, comparant l'objet lui-« même avec le tableau que je m'en étais formé, « je m'aperçus que la plupart de mes idées man-« quaient de précision, et que les images, sug-« gérées par les livres, différaient en plusieurs « points importans de celles de la nature. Je fis « une autre remarque, c'est que les détails « transmis par les auteurs n'avaient satisfait ma « curiosité qu'après de longs et pénibles efforts « pour comprendre le sens de leurs ouvrages, « au lieu que la première vue de l'embryon pal-« pitant dans la cicatricule du jaune, produisit « en moi l'émotion la plus vive, et m'inspira « aussitôt le plus grand intérêt pour cet éton-« nant spectacle. » Tel est le langage de Vicq-d'Azir; et si ce médecin anatomiste pouvait être suspect de partialité en faveur d'une science qu'il cultiva avec tant de gloire, nous invoquerions une autorité que personne ne récusera: celle de Montesquieu. « Les recherches anato-« miques, dit l'auteur de l'Esprit des lois, sont

« une hymne merveilleuse à la louange du « créateur ; la plupart des choses ne paraissent « extraordinaires que parce qu'elles ne sont « point connues ; le merveilleux tombe presque « toujours à mesure qu'on en approche. Il n'en « est pas de même du corps humain ; le philo- « sophe s'étonne, et trouve l'immense grandeur « de Dieu dans l'action d'un muscle, comme « dans le débrouillement du chaos. »

Voilà comme parlent de l'anatomie ces génies supérieurs qui l'ont étudiée dans le livre de la nature. Quant à ceux que ses premières difficultés ont rebuté, et qui, au lieu d'observer et d'analyser eux-mêmes le corps humain, en ont étudié seulement les gravures et les descriptions, ne soyons pas surpris s'ils regardent l'anatomie comme une science de mémoire ; pour eux, elle ne peut pas être autre chose. Pardonnons-leur de prétendre qu'elle ne dit rien à l'esprit ; ils sont assez à plaindre de ne pas entendre son langage aussi vrai, aussi simple qu'il est sublime.

Toutefois, Messieurs, ces jouissances de l'esprit, attachées à l'étude de l'organisation, ne sont ni le seul, ni le principal motif qui attire vers l'anatomie le jeune disciple d'Hippocrate. Cette science n'est pour lui qu'un moyen d'arriver à un but plus relevé : il veut soulager et guérir. Animé par cette noble envie, il recherche avec avidité tout ce qui peut la satisfaire ; il puise à toutes les sources de l'instruction ; rien ne peut ralentir son zèle. Tel est le jeune élève au commencement de sa carrière ; tel il serait à souhaiter qu'il restât toute sa vie, s'il veut exercer dignement une profession où il y a toujours à apprendre, et dont on peut même regarder comme un des plus beaux attributs, d'ouvrir un champ sans limites à l'activité de l'esprit, et de présenter sans cesse de nouveaux alimens à l'insatiable besoin de connaître, dont l'homme a été doué par la nature. Mais cette ardeur si louable a besoin d'être dirigée ; ce zèle, présage ordinaire des succès futurs, se consumerait longtemps en impuissans efforts, s'il se trompait sur la route qu'il doit prendre ; et ce temps si précieux de la jeunesse, ce temps dont le bon ou le mauvais emploi a une si grande influence sur le reste de la vie, sans être perdu pour le travail, le serait cependant pour l'instruction. C'est alors que la méthode doit nous prêter son secours ; c'est alors qu'il importe au jeune élève de ne pas faire un pas qui ne soit éclairé par ce guide sûr et fidèle. Un travail fait sans méthode, ou avec une méthode vicieuse, fatigue et épuise l'esprit ; on se lasse de recommencer sans cesse des efforts qui n'amènent aucun résultat, et de la lassitude on passe au découragement. Un travail, au contraire, auquel préside la méthode, soutient et anime l'esprit ; chaque jour il en accroit les forces ; ce qu'on a appris la veille se lie à ce qu'on apprendra le lendemain ; et les faits présentés successivement dans l'ordre indiqué par la logique et la raison, se classent d'eux-mêmes, se retrouvent dès qu'on en a besoin, et forment un trésor que le temps ne peut altérer, et dans lequel l'intelligence va puiser sans embarras les matériaux du jugement.

Il y a plus même, et, pour nous servir du langage d'une femme célèbre (*), « on trouve « dans des études bien faites un véritable « plaisir de moralité ; les connaissances super- « ficielles inspirent une sorte d'arrogance dé- « daigneuse, qui fait repousser comme inutile, « ou dangereux ou ridicule tout ce qu'on ne « sait pas ; elles obligent à cacher habilement « ce qu'on ignore. La candeur souffre de tous « ces défauts d'instruction, dont on ne peut

(*) Madame de Stael, *De l'Allemagne.*

« s'empêcher d'être honteux. Savoir parfaite« ment ce qu'on sait, donne un repos à l'esprit « qui ressemble à la satisfaction de la cons« cience. » Tels sont les avantages de la méthode, avantages inestimables, et qui ne peuvent être bien appréciés que par ceux qui, n'ayant pas toujours emprunté son secours, ont éprouvé tout ce qu'il y a de pénible à n'acquérir, même avec un travail opiniâtre, que des idées confuses et mal ordonnées. Tels sont aussi les motifs qui m'ont engagé à tracer rapidement dans cette séance la marche que doit suivre le jeune élève dans l'étude de la chirurgie, et l'ordre dans lequel il doit employer chacun des moyens d'instruction qui lui sont offerts. Quand je n'épargnerais qu'à un seul la perte de temps qui résulte du défaut de méthode, je m'applaudirais encore de cette idée et ne croirais point avoir parlé en vain.

Qu'on me permette d'abord d'examiner quelques questions qui se rattachent tellement à mon sujet, que, suivant la manière dont on les considère, on peut donner à ses études médicales une direction tout-à-fait différente. Faut-il commencer par la médecine ou par la chirurgie? peut-on pratiquer la chirurgie sans connaître la médecine? et ces deux branches de l'art, réunies pour toujours dans l'enseignement, doivent-elles encore demeurer séparées dans la pratique?

On convient généralement aujourd'hui que l'étude de la chirurgie doit précéder celle de la médecine, et cette vérité a déjà pour elle la sanction du temps et de l'expérience. Sans vouloir l'appuyer ici de raisonnemens et d'exemples qui se présentent à l'esprit de tout le monde, je me contenterai de citer en sa faveur deux témoignages du plus grand poids. « C'est la chi-« rurgie, dit Vicq-d'Azir, qui nous apprend « par la théorie du phlegmon, quelles sont la « nature et la marche des inflammations et des « suppurations internes. Celui qui sait comment « la gangrène se déclare à l'extérieur, quels « sont ses principaux accidens, et comment « elle s'arrête, comprendra seul de quels ra-« vages ce mal est la source, lorsque, caché dans « les viscères, il attaque les organes essentiels « à la vie. C'est encore à l'extérieur qu'il faut « prendre des leçons sur les blessures des nerfs, « sur les convulsions des muscles et sur la com-« pression des vaisseaux. Les jeunes médecins « commettent donc une grande faute en réser-« vant l'étude de la chirurgie pour la dernière,

« tandis qu'elle doit être le sujet de leurs « premières méditations. » Telle est sur ce point l'opinion de Vicq-d'Azir. A l'époque où il écrivait, la nécessité de connaître la chirurgie, pour être médecin, n'était pas à beaucoup près aussi généralement sentie qu'elle l'est aujourd'hui; déjà, cependant, il regardait comme une grande faute de réserver l'étude de la chirurgie pour la dernière. Qu'aurait-il donc pensé, s'il eût vécu de nos jours, de ceux qui l'ayant tout-à-fait négligée, se prétendent néanmoins et par cela même les médecins par excellence? Mais écoutons encore un médecin plus moderne et non moins célèbre que Vicq-d'Azir : M. Broussais avoue que, fatigué d'éprouver sans cesse dans la pratique, la fausseté des principes théoriques qu'il avait reçus de ses maîtres, il se décida à supposer qu'il ne savait rien en médecine. « Il « fallait, cependant, ajoute ce profond obser- « vateur, partir de quelques bases pour étudier « les maladies internes : eh bien! ces bases, je « les ai trouvées dans la chirurgie. » Et l'auteur de la doctrine physiologique, développant ce principe dans un passage des plus remarquables, nous apprend que le seul artifice dont il se soit servi pour jeter un si grand jour sur la médecine, a été d'appliquer à son étude les notions qu'il avait puisées dans la chirurgie. Ainsi donc, soit que le jeune élève veuille se borner à l'exercice de la médecine proprement dite, soit qu'il embrasse son art dans toute son étendue, et ne consente pas à se priver de la ressource si puissante des procédés opératoires, toujours la pathologie externe doit être l'objet de ses premiers travaux.

Mais peut-on pratiquer la chirurgie sans connaître la médecine ? Si les maladies réputées chirurgicales n'exigeaient jamais que des moyens chirurgicaux ; si ces maladies étaient toujours isolées de celles que l'usage a placées dans le domaine de la pathologie interne, il s'ensuivrait sans doute que la connaissance de la chirurgie suffit à celui qui veut pratiquer les grandes opérations. Mais, s'il en était tout autrement, si les moyens de l'hygiène et les médicamens internes faisaient souvent la base du traitement des maladies chirurgicales ; si ces affections, pour peu qu'elles aient de gravité, se compliquaient inévitablement avec les maladies internes, il faudrait conclure qu'il est aussi nécessaire au chirurgien de connaître la médecine, qu'au médecin d'avoir des notions exactes en chirurgie. Eh bien ! ce que je viens de présenter comme une supposition, est précisément la réalité. Qu'on ouvre les ouvrages de chirurgie, on y verra à chaque page les moyens de l'hygiène et de la pharmacie, ajoutés aux secours de la main, et souvent employés seuls ; qu'on fréquente pendant quelque temps les salles de chirurgie d'un vaste hôpital, on y observera, sans aucune exception, toutes les maladies qui sont décrites dans les traités de médecine, toutes les phlegmasies, toutes les fièvres qui ne sont aussi que des phlegmasies ou du moins des irritations, toutes les altérations organiques, toutes les hémorragies et même toutes les névroses. Comment donc serait-il possible de traiter uniquement, par les moyens chirurgicaux, ces complications si communes, qui réclament à la fois toutes les ressources de l'art ? comment, avec les seuls moyens de la chirurgie, préparer les malades aux grandes opérations ? comment conduire les opérations à une fin heureuse, ce qui est souvent beaucoup plus difficile que de les faire ? comment, enfin, éviter la nécessité de ces moyens rigoureux, si on n'en connaît pas d'autres ?

Parmi les raisonnemens de ceux qui veulent encore que la médecine et la chirurgie restent séparées dans la pratique, il en est un dont l'apparente modération pourrait séduire au premier abord, et que je ne dois pas passer sous silence. Les partisans de cette division veulent bien convenir qu'il n'y a entre les maladies internes et les maladies externes aucune différence fondée sur la nature des choses, et par conséquent aucune limite certaine entre la médecine et la chirurgie ; qu'on ne peut assigner aucun caractère qui distingue les maladies chirurgicales des maladies médicales ; que l'usage seul (et un usage tout-à-fait arbitraire) a effectué leur séparation ; qu'à proprement parler, il n'y a ni maladies chirurgicales, ni maladies médicales, mais seulement des moyens chirurgicaux et des moyens médicaux. Ils accordent encore que les études du médecin et du chirurgien doivent être les mêmes ; qu'on a eu raison de réunir dans l'enseignement ces deux branches de l'art, et néanmoins ils veulent que l'exercice en reste séparé. L'immense étendue de la médecine pratique, ses difficultés sans nombre, voilà leur argument : il ne sera pas difficile d'y répondre.

« Il n'y a que les esprits superficiels, a dit « un célèbre écrivain, pour qui la théorie dif-« fère de la pratique ; pour les esprits justes et

« droits, elles ne sont qu'une seule et même « chose. » Rien n'est plus vrai que cette maxime, et lorsque dans l'application, sa justesse ne paraît pas confirmée, on peut être sûr que la théorie est fausse ou la pratique vicieuse. Si donc on a eu raison, comme tous en conviennent, de consacrer en théorie l'unité de l'art, il doit s'ensuivre qu'il est également indivisible dans la pratique, et qu'il faut l'exercer en son entier, sous peine de voir, dans un très grand nombre de cas, ses efforts trompés par l'événement. Il suffit, en effet, de la réflexion la plus simple, pour se convaincre que c'est surtout dans la pratique que toutes les parties de la médecine doivent être réunies ; que cette réunion n'est pas une chose seulement avantageuse, mais tout-à-fait indispensable ; que c'est, en un mot, une véritable nécessité. Ici, les preuves se pressent en foule, et je ne suis embarrassé que du choix. Ainsi, on peut bien exposer dans un cours de chirurgie le traitement de la hernie étranglée, et celui de la péritonite dans un cours de médecine ; mais la nature qui ne se plie point à nos étroites divisions, réunit les deux maladies sur le même individu. Que deviendra-t-il, si on se contente d'opérer la hernie sans le traiter de la péritonite, ou si on n'oppose à la péritonite qu'un traitement médical, sans faire cesser l'étranglement qui lui a donné naissance? On peut décrire séparément la gangrène d'hôpital et la gastro-entérite; mais la première n'existe pas sans la seconde, et l'art ne saurait en triompher, s'il ne les attaque toutes deux à la fois. On peut, en théorie, isoler l'épanchement de pus dans la poitrine, de la pleurésie; mais, en réalité, l'empyème purulent est toujours précédé ou accompagné de l'inflammation de la plèvre, et il est tout aussi important de combattre cette inflammation que de donner issue au liquide renfermé dans la cavité du thorax. Je me borne à ces exemples, pris parmi une foule d'autres non moins concluans, que M. Janson a rassemblés dans un discours écrit avec une élégante facilité, et dans lequel il a prouvé, sans réplique, que l'opération n'était jamais qu'un point dans le traitement des maladies, et que des préparations savantes, des soins consécutifs, habilement dirigés, pouvaient seuls en assurer le succès. Ainsi, quand l'art serait encore plus étendu, quand ses difficultés seraient encore plus nombreuses, il n'en faudrait pas moins le connaître et le pratiquer tout entier.

Mais cette étendue, ces difficultés sont-elles bien aussi grandes qu'on affecte de le dire, et n'est-il donné qu'à quelques hommes de génie de réunir, par une sorte d'exception, les talens du chirurgien au savoir du médecin? Rassurez-vous, jeunes élèves : l'art, il est vrai, est étendu, chaque jour il s'agrandit, mais chaque jour il se rapproche de cette simplicité qui, dans tous les genres, est la véritable preuve, aussi bien que le dernier terme de la perfection. Les différentes parties qui le composent, loin de se nuire ou de s'exclure réciproquement, se soutiennent au contraire les unes les autres, et se prêtent une mutuelle lumière. On retient sans peine les détails les plus multipliés, quand on peut, comme aujourd'hui, les rallier à un petit nombre de principes féconds et lumineux. Ajoutez encore que la facilité des dissections, l'établissement des cours de clinique, et surtout la perfection des méthodes d'enseignement ont abrégé de beaucoup le temps des études. Aussi, parmi les élèves sortis depuis vingt ans des écoles françaises, il n'est pas de chirurgien qui ne fût honteux d'ignorer la médecine; pas de médecin qui ne pût, dans les cas pressans, pratiquer le plus grand nombre des opérations chirurgicales.

Les progrès de l'art l'ont enfin ramené à son unité primitive ; car cette unité est non-seulement ancienne, mais antique ; sa division seule est nouvelle. Celle-ci prit naissance à cette époque du moyen âge, où le clergé, devenu le dépositaire unique de la médecine comme des autres sciences, abandonna les opérations à des laïques ignorans et illettrés, sous le prétexte que l'église abhorre le sang, comme si, a-t-on remarqué judicieusement, celui qu'on répand pour le salut des hommes, n'aurait pas dû être exempt de cet anathème. Dans les siècles qui suivirent, cette séparation subsista d'elle-même, au milieu de nos sociétés modernes, où chaque homme, appliquant toutes ses facultés à un seul objet, ne pouvant point étendre et développer son esprit par la comparaison, ne portait, dans l'étude de cet objet unique, que des vues aussi bornées que l'horizon qu'il lui était permis d'embrasser. Les anciens qui, sous tant de rapports, sont encore nos maîtres, avaient eu, sur toutes ces choses, des idées plus justes et plus relevées, et, de même que leurs grands personnages étaient tout à la fois guerriers, orateurs, législateurs, historiens, de même ils auraient cru faire un contre-sens bizarre, en divisant, en morcelant l'exercice de la médecine. Pourquoi en a-t-il été autrement parmi nous ? pourquoi, ce qu'un seul pouvait alors embrasser, est-il devenu le partage de plusieurs ? La nature ne cessa pas de produire des esprits forts et vigoureux ; mais les hommes prirent un soin sacrilége d'étouffer ses plus beaux dons....... Nos institutions nous ramènent enfin aux grandes vues de l'antiquité. Nous voyons aujourd'hui le même homme paraître avec avantage à la tribune, aux armées, dans l'administration, dans les conseils du prince : pourquoi nous étonnerions-nous que la médecine tout entière fût exercée par un seul ? pourquoi, tandis que toutes les sciences s'éclairent et s'agrandissent en s'unissant, la médecine repousserait-elle cet heureux rapprochement ? pourquoi conserverait-elle une division étroite et stérile, obstacle éternel à ses progrès, et triste héritage des siècles d'ignorance et de barbarie ?

Je n'ignore pas, Messieurs, que les principes que je viens de rappeler sont assez généralement admis pour n'avoir pas besoin de preuves. Cependant ils ont été contestés : il fallait donc les rétablir ; il fallait surtout préserver la jeunesse, à laquelle nous devons présenter la médecine grande et belle comme elle est, de ces opinions surannées, de ces idées mesquines et rétrécies, propres seulement à quelques hommes qui ne veulent pas suivre la marche de l'esprit humain, et que le prince des savans de nos jours, l'illustre M. Cuvier, appelle, avec autant d'esprit que de justesse, les hérétiques de la science (1).

Il serait à désirer que le jeune élève qui va s'occuper de la chirurgie, n'en abordât l'étude qu'après avoir acquis des connaissances exactes, et même assez étendues, en anatomie et en physiologie. En suivant cette marche, il appliquerait à la pathologie externe les notions qu'il posséderait sur la structure et le jeu des organes, et nul doute que les dérangemens de leurs fonctions ne lui devinssent ainsi plus faciles à concevoir ; mais il en résulterait une perte de temps trop sensible. L'anatomie et la physiologie seules ne suffisent pas pour remplir la première année, et, avec du zèle et une sage distribution de son temps, on peut dès-lors réunir à leur étude celle de la chirurgie. Sans doute, cette dernière présentera d'abord bien des obscurités, mais cet inconvénient est inévitable, quel que soit le plan qu'on adopte. Toutes les parties de l'art de guérir sont liées par des rapports si intimes, par une chaîne si étroite, que quelle que soit celle qu'on aborde la première, son étude suppose toujours, sur les autres, des connaissances qu'on ne peut cependant acquérir que plus tard.

Les leçons d'un professeur habile et savant seront toujours, en chirurgie comme dans toutes les autres sciences, le premier et le principal moyen d'instruction. Avec quelque soin qu'un ouvrage soit écrit, quelles que soient la méthode et la clarté qu'on ait apportées dans sa composition, jamais il ne pourra remplacer une leçon bien faite, jamais il ne transmettra ce qu'il renferme, comme la voix d'un professeur qui parle devant un nombreux auditoire. La chaleur et l'intérêt attachés à l'improvisation orale, la facilité qu'elle donne d'entrer dans tous les détails, les différens points de vue sous lesquels elle présente un objet pour le faire mieux comprendre, les retours qu'elle permet au professeur, lorsque attentif lui-même à l'impression qu'il produit, il lit sur le visage de ceux qui l'écoutent qu'il n'est pas bien entendu; enfin, si l'on veut, l'accent, les gestes, l'espèce d'entraînement attaché à un débit public et animé, toutes ces choses fixeront cent fois mieux l'attention que le meilleur livre. D'ailleurs, comment l'élève, encore jeune et peu capable de juger ce qu'il lit, pourra-t-il reconnaître, au milieu de plusieurs opinions, celle qu'il doit adopter ? comment distinguera-t-il les idées justes et vraies de celles qui ne sont que spécieuses ? comment retrouvera-t-il, dans la froide et muette communication des livres, les avantages de ces conversations familières, où le professeur, ramenant toujours chaque question à son point dominant, fixe ses doutes, éclaircit ce qui lui paraît obscur, et lui donne, en quelques instans, des idées précises et arrêtées, qu'il n'aurait pas recueillies dans les plus longues lectures ? S'il m'était permis de me citer ici, je le dirais avec reconnaissance pour ceux qui furent mes maîtres : j'ai plus appris, et surtout mieux appris, dans leurs leçons et leurs entretiens, que dans toutes mes lectures; et ce sont eux encore qui m'ont enseigné l'art important de bien lire (*). Il existe aujourd'hui sur la chirurgie, comme sur tout le reste, beaucoup de bons livres, qui présentent la science avec clarté et simplicité; ces livres se multiplie-

(*) Qu'il me soit permis d'offrir ici un témoignage public de ma reconnaissance à M. Roux, professeur de pathologie chirurgicale à la faculté de médecine de Paris, pour l'amitié dont il m'a honoré, et l'instruction que j'ai puisée dans ses cours et ses entretiens.

ront encore, et rendront l'instruction de plus en plus facile et générale, mais jamais ils ne pourront suppléer au professorat.

Loin de moi, cependant, l'idée de détourner le jeune élève de la lecture des bons auteurs; elle ne peut, il est vrai, dans les premières années, lui offrir les mêmes avantages que les leçons de ses maîtres, mais, réunie à ces leçons, elle en devient le meilleur complément; elle lui fournit les moyens et l'occasion de former son jugement, en comparant ce qu'il lit avec ce qu'il a entendu; elle lui apprend à ne pas recevoir avec une soumission aveugle les opinions de ses maîtres; car, dans les sciences, il n'y a d'autre autorité que celle de la raison; enfin, ce qui n'est pas moins précieux, elle le met en rapport avec les écrivains distingués de tous les pays et de tous les âges, seule manière de donner à son esprit le plus grand développement dont il est susceptible. Mais, pour produire ces heureux résultats, cette lecture doit être faite avec un ordre et dans une succession indiqués par la plus saine logique. Ainsi, le jeune élève devra d'abord se borner à quelques-uns des traités généraux les plus modernes, ne pas se contenter de les lire rapidement, mais les étudier, les méditer, s'en approprier les détails, comme l'ensemble; en un mot, en posséder la doctrine. Lorsque, par des lectures faites dans cet esprit, et une assiduité constante aux leçons de ses maîtres, il aura acquis, sur chaque maladie, des notions à la vérité élémentaires, mais nettes et précises, il pourra étendre davantage le champ de ses recherches. Possédant dès-lors, sur chaque point de la chirurgie, un fonds de connaissances qui va lui servir de boussole, il ne craindra pas de s'égarer, en consultant les traités particuliers, dont le nombre immense forme, en quelque sorte, un océan sans rivages. Il appportera déjà dans leur choix et leur examen une critique sure et judicieuse; il ne s'abandonnera pas à la dangereuse facilité de ces lectures faites sans liaison, sans suite, sans but déterminé; mais il prendra constamment pour objet de ses recherches un point de doctrine, et ne passera à un autre qu'après avoir approfondi celui-ci. Si son goût le porte à l'érudition, il ne se laissera pas atteindre par la manie de l'érudition des noms, mais se donnera tout entier à celle des choses; il sentira qu'il importe beaucoup moins de pouvoir citer, même avec exactitude, sur une maladie quelconque, les opinions de tous les auteurs qui s'en sont occupés, que de connaître parfaitement un petit nombre de faits dus à de bons observateurs, ou quelques idées mises en avant par des hommes de génie. En étudiant ces dernières, qui seront l'objet de sa prédilection, et presque de son culte, il s'apercevra qu'il n'en faut rien rejeter sans l'examen le plus attentif, et qu'il y a souvent à profiter jusque dans leurs erreurs. Enfin, la multitude de livres qui existent aujourd'hui l'obligeant à se circonscrire, il se rappellera ce passage où Montaigne, dans un style plein de force et de naïveté, fait si bien sentir « combien notre esprit se fortifie par la com« munication des esprits vigoureux et réglés; « combien, au contraire, il se perd et s'abâtardit « par le continuel commerce et la fréquentation « des esprits bas et maladifs. » Et, comprenant que sous ce rapport, il en est des livres comme des hommes, il dédaignera la foule innombrable des compilateurs, pour s'attacher à quelques écrivains originaux; il imitera, en un mot, les gens habiles dans tous les genres, qui n'entassent pas les connaissances, mais les choisissent avec un goût pur et un discernement exquis.

Avant Desault, le plus grand nombre des

élèves n'avaient à leur portée d'autres moyens d'apprendre la chirurgie que les leçons théoriques de leurs maîtres et la méditation de leurs ouvrages. Desault, le premier, y fit servir les hôpitaux : belle et généreuse idée qui, en multipliant le nombre de ceux qui pouvaient pratiquer les grandes opérations, a été pour l'humanité entière un bienfait signalé, et ponr Desault un de ses plus beaux titres à la reconnaissance des hommes. Il créa dans l'Hôtel-Dieu de Paris ces cours de chirurgie-pratique, auxquels son activité et son génie donnèrent une si grande réputation, que non-seulement on y accourait de toutes les parties de la France, mais que plusieurs nations voisines envoyèrent des pensionnaires à Paris, sous la condition expresse qu'ils suivraient les leçons de Desault. Depuis cette époque, des chaires de chirurgie-clinique ont été fondées dans les principales villes de l'Europe savante, et c'est surtout à ces institutions que l'enseignement moderne doit sa supériorité sur l'ancien. Quelle expérience, en effet, pouvaient acquérir les élèves, en s'attachant à la pratique particulière d'un seul homme, comme c'était alors l'usage? C'est en vain qu'ils auraient employé leur vie entière à ces exercices, jamais ils n'auraient observé des faits aussi nombreux, aussi variés, aussi instructifs que ceux que la fréquentation des hôpitaux fait passer en peu d'années sous leurs yeux. On sait, d'ailleurs, de quelles difficultés l'observation est environnée dans la pratique particulière; combien de choses restent couvertes d'un voile qu'on ne peut soulever; combien il est rare de pouvoir examiner, après la mort, les altérations dont elle a été le résultat. Aussi, l'excellence des cliniques fut-elle, dès l'origine, généralement appréciée, et depuis long-temps tout a été dit sur leurs avantages. Il existe, cependant, à leur égard une opinion qui, prise dans un sens trop absolu, tendrait à en éloigner les élèves pendant les premières années de leurs études. On pense que pour en retirer tout le fruit possible, il serait nécessaire de posséder déjà des connaissances théoriques assez étendues, et il est certain, en effet, que la fréquentation des hôpitaux n'est pas aussi profitable aux élèves qui commencent, qu'à ceux qui ont déjà suivi des cours de pathologie et médité les bons auteurs. Mais s'ensuit-il que ces derniers seuls doivent se livrer à l'observation, et qu'il faille retarder pour les autres l'époque où ils pourront voir et reconnaître par eux-mêmes les symptômes des maladies et les effets du traitement? je ne le pense pas. Le jeune élève ne saurait trop tôt réunir la pratique à la théorie; elles se prêtent un appui mutuel; et de même qu'il observera mieux les phénomènes dont on lui aura exposé la marche et la succession, de même il concevra plus facilement le mécanisme d'une maladie que ses yeux auront vue, que sa main aura touchée, que de celle qui n'aura pas été soumise à l'examen de ses sens. Sans doute, daus le principe, bien des choses lui paraîtront obscures; il ne pourra pas se rendre compte de tout ce qu'il verra; il ne comprendra pas toujours l'importance de certains signes, l'intérêt de certains faits, qui fixeront l'attention de ses aînés dans la carrière; qu'il ne laisse pas, cependant, de les observer avec soin, et, plus tard, lorsque son instruction sera plus avancée, ces mêmes faits viendront se présenter à son esprit : alors il pourra les analyser dans toutes leurs circonstances, en rapporter tous les phénomènes à la cause qui les a produits; et l'utilité de l'observation, pour avoir été un peu retardée, ne sera ni moins grande, ni moins sure (2).

Quels ne seront pas les fruits de cette observation, si le professeur, plus ami de la vérité

que d'une fausse gloire, ne se contente pas de faire connaître seulement ses succès, mais avoue avec candeur ses revers et quelquefois ses fautes! Parmi les fautes qu'un chirurgien peut commettre, il en est qui tiennent à l'insuffisance de l'art ou aux bornes de l'esprit humain, et dont on convient facilement; mais il en est d'autres plus cruelles qu'on ne peut s'attribuer qu'à soi-même, et dont l'aveu est plus pénible. Qui pourrait, néanmoins, se flatter d'en être tout-à-fait à l'abri? et lorsqu'on a eu le malheur d'y tomber, que reste-t-il à faire, sinon d'en convenir, et d'indiquer aux autres l'écueil sur lequel on est venu se briser? Turenne, qu'on peut citer ici, puisqu'il eut autant d'humanité que de génie militaire; Turenne, interrogé un jour comment il avait été battu à Rethel par le maréchal Duplessis-Praslin : « Par ma faute, ré-
« pondit-il simplement; mais quand un homme
« n'a pas fait de fautes à la guerre, il ne l'a pas
« faite long-temps. » Belle réponse qui renferme à la fois une leçon de franchise et un motif de consolation pour ceux qui, appelés pendant plusieurs années à pratiquer chaque jour les grandes opérations de la chirurgie, éprouvent quelquefois des revers...... par leur faute.

Pourrais-je, Messieurs, en parlant de clinique, oublier le grand homme qui l'a fondée dans cet hôpital? et si le nom de Petit revient si souvent dans nos discours, osera-t-on nous en faire un reproche? Ah! ne craignons pas d'entourer de trop d'hommages ces esprits rares, ces ames noblement passionnées pour la gloire; ne leur refusons point un tribut qui fut l'objet de tous leurs travaux, que l'envie leur disputa toujours pendant qu'ils pouvaient en jouir, et que la postérité seule leur accorde pleinement. Que le nom de Petit, que les grands exemples qu'il nous a laissés, viennent donc sans cesse ranimer notre émulation! Où pourrions-nous trouver un plus parfait modèle du médecin! qui sut mieux que lui réunir les talens les plus distingués à l'ame la plus bienfaisante, et à toutes les vertus sociales portées à un degré qui honore l'humanité! Lorsque Petit fut appelé à la place de chirurgien en chef de l'Hôtel-Dieu, par un concours dont la fondation est un de ses bienfaits, l'enseignement y était si peu de chose, qu'on peut dire qu'il n'existait pas; et les trésors de la science, renfermés dans ce magnifique hôpital, étaient perdus pour la plupart des élèves. Mais Petit aimait trop à les répandre, pour se contenter d'y acquérir une grande expérience personnelle; il voulut encore la communiquer aux autres. Une administration, qui se fit en tout temps un devoir de propager les lumières, entra dans ses vues, protégea ses efforts, et s'empressa de lui donner toutes les facilités désirables. A la voix de Petit, les élèves accoururent. Bientôt l'enseignement de l'anatomie et de la chirurgie prit une forme régulière, et se fit avec un éclat qui rejaillit à la fois sur le maître et sur les disciples. Les successeurs de Petit soutinrent ensuite la gloire de ce bel établissement, et y ajoutèrent même des cours de physiologie. L'administration vient enfin de le compléter. C'est ainsi que les créations des hommes de génie n'ont pas une durée passagère, et que le temps, loin de les détruire, ne fait qu'y ajouter chaque jour. Petit avait eu des idées plus étendues; il avait tout préparé pour la fondation d'un cabinet d'anatomie pathologique, et d'une bibliothèque, qui furent sur le point d'être établis. Espérons que ces projets d'un grand homme, le dernier surtout si utile (j'ai presque dit si indispensable) pour les élèves, recevront enfin leur accomplissement. Petit ne fut pas seulement un professeur distingué, un médecin et un chirurgien du premier ordre, ce fut un de ces hommes qui exercent, sur ceux qui les entourent, une grande influence, qui savent communiquer aux esprits une heureuse impulsion vers tout ce qui est beau et utile. Le talent, le génie même, n'obtiennent pas toujours cet empire; il faut, de plus, une activité soutenue, une persévérance que les obstacles ne puissent vaincre, et Petit offrit la réunion si rare de ces deux qualités, avec le caractère et les formes les plus aimables; la bonté, la bienveillance, l'envie d'obliger lui étaient naturelles; elles se mêlaient à toutes ses actions, donnaient à ses paroles une éloquence persuasive, et prêtaient aux secours, dont il était prodigue envers les malheureux, un charme plus puissant que la vertu des remèdes. Jamais on ne connut mieux que lui l'importance des rapports qui lient le médecin au malade; jamais on ne mit dans ces rapports plus de délicatesse; il semblait qu'il y eût dans le cœur humain des fibres connues de lui seul, et dont lui seul pouvait à son gré réveiller ou assoupir la sensibilité. Il a laissé sur cette médecine morale un ouvrage où sa belle ame se peint tout entière; après l'avoir lu, on se sent plus porté à bien faire. Que cet ouvrage, jeunes élèves, soit souvent entre vos mains; vous y apprendrez à ne point garder avec les malheureux une froide impassibilité, à n'oublier jamais que ce sont des êtres intelligens et sensibles, à trouver dans leur affection, dans leur reconnaissance, un dédommagement secret des peines attachées à l'exercice de la médecine, à vous montrer enfin toujours dignes de votre profession, en réunissant au savoir la bienfaisance et l'humanité !

Comme Desault, son illustre maître; comme Pouteau dont il devait rappeler la gloire, Petit mourut jeune, mais n'a-t-on pas assez vécu quand on laisse un nom immortel! L'espérance de cette seconde vie et le souvenir du bien qu'il avait fait, vinrent adoucir ses derniers momens et le consolèrent sans doute de ne pouvoir terminer un ouvrage où il allait déposer sa vaste expérience, et qui, tout incomplet qu'il nous est parvenu, n'en porte pas moins le cachet d'un esprit supérieur et d'un talent remarquable pour l'observation.

Ici, Messieurs, qu'il me soit permis de vous exprimer un vœu que j'ai formé depuis longtemps, et pourquoi le craindrais-je? ne parlé-je point devant une administration toujours emempressée de faire naître et d'honorer le talent?

Les Français et les étrangers qui visitent l'Hôtel-Dieu de Paris, arrêtent leurs regards satisfaits sur le marbre où sont tracés, en caractères d'or, les noms de Desault et de Bichat. Non loin de là, l'école de médecine offre à la reconnaissance publique les bustes de Lapeyronie et de Lamartinière. Parmi les hommes recommandables qui ont acquis à la chirurgie lyonnaise la brillante réputation dont elle jouit, deux surtout ont paru avec un éclat qui les a fait passer à la postérité ; leurs noms forment les belles époques de l'art parmi nous, et on ne peut parler de cet asile des pauvres, qui fut le théâtre de leur gloire et de leurs travaux, sans que les souvenirs de Pouteau et de Petit se présentent aussitôt à la pensée. Pourquoi, dans ce même établissement, où tout porte l'empreinte d'une sorte de grandeur, rien ne nous parle-t-il de Pouteau et de Petit ? pourquoi y cherche-t-on en vain les noms et les images de deux hommes qui ont illustré leur pays, qui ont enrichi le plus utile de tous les arts, et perpétué, par leurs ouvrages, les bienfaits dont l'humanité leur fut redevable ? Le défaut d'un local digne d'eux a pu jusqu'à présent servir d'excuse à cet oubli ; mais aujourd'hui que nous possédons un magnifique amphithéâtre, pourquoi manque-t-il encore de sa plus belle décoration ? pourquoi les traits de Pouteau et de Petit, reproduits par un ciseau habile et fidèle, ne viennent-ils pas animer le lieu de nos séances, enflammer d'une noble ardeur les maîtres et les élèves, et répandre sur nos travaux ce prestige attaché aux noms que la gloire a consacrés ? Mais j'en ai dit assez. Je parle devant des hommes auxquels il suffit d'indiquer une idée plus équitable encore que généreuse ; et les successeurs de ceux qui recherchèrent, qui adoptèrent le génie, sauront dignement honorer sa mémoire (*).

Nous avons vu de quelle utilité l'observation au lit des malades, dirigée par un maître habile, pouvait être pour celui qui se destine à la chirurgie. Cependant cette observation elle-même ne fournirait souvent que des lumières insuffisantes, si l'anatomie pathologique ne venait lui prêter son secours. On répète souvent que la chirurgie est une science claire et certaine, parce que les objets dont elle s'occupe sont soumis à

(*) Cette proposition a été accueillie avec empressement par M. de la Croix-Laval, président de l'administration ; sa réponse a fait espérer qu'elle serait adoptée par le Conseil.

l'examen des sens, et on réserve, pour la médecine, le reproche d'obscurité et d'incertitude, qu'on n'a pas encore cessé d'adresser à l'art de guérir. Ces deux opinions sont également exagérées. Depuis les recherches de M. le professeur Lallemand sur les maladies du cerveau, depuis les ouvrages publiés par MM. Bayle et Laennec sur les affections des organes renfermés dans la poitrine, depuis, surtout, que M. Broussais a jeté un si grand jour sur les altérations des viscères digestifs, et démontré qu'elles produisaient une foule de symptômes attribués auparavant à d'autres causes, le diagnostic des maladies internes est devenu d'une clarté et d'une précision tout-à-fait inconnues à ceux qui nous ont précédés; celui des affections chirurgicales, quoique plus souvent soumises à l'examen des sens, n'est pas pour cela toujours exempt d'obscurité. Que de difficultés n'éprouve-t-on pas encore à reconnaître certaines luxations, certaines fractures, certains dépôts profondément situés! dans quelle incertitude ne reste-t-on pas sur quelques polypes utérins, et sur d'autres tumeurs placées dans la même région? Nous pourrions, si c'en était ici le lieu, citer des exemples de toutes ces maladies, et de beaucoup d'autres sur lesquelles on n'a pu asseoir un jugement certain, qu'à l'aide de l'anatomie pathologique ; et quand bien même il serait aussi facile qu'on le prétend de reconnaître les maladies externes, le chirurgien ne serait pas pour cela dispensé d'interroger les cadavres. Il est infiniment rare que les malades succombent seulement à des maladies externes. Lorsque la mort a lieu dans ces cas, elle dépend le plus souvent, pour ne pas dire toujours, de la complication d'une ou de plusieurs phlegmasies internes (*), et alors il importe d'autant plus de s'éclairer par l'autopsie cadavérique, que c'est une chose bien prouvée par l'observation, que quand les phlegmasies internes viennent compliquer les grandes maladies chirurgicales, elles donnent beaucoup moins de signes de leur existence, et sont beaucoup plus obscures que lorsqu'elles surviennent seules et dégagées de toute affection qui en masque ou en atténue les symptômes.

On dispute quelquefois sur la valeur réciproque de l'observation au lit des malades et de l'anatomie pathologique ; on balance leurs avantages

(*) A moins qu'elle ne soit le résultat presque soudain d'un grand trouble porté dans le système nerveux.

et leurs inconvéniens, et suivant la direction qu'on a donnée à ses études, suivant les opinions dont on est imbu, on accorde la préférence à l'une ou à l'autre, comme si ces deux moyens d'investigation s'excluaient mutuellement, et qu'il y eût entre eux quelque chose d'opposé; comme si l'anatomie pathologique, séparée de l'observation clinique, n'était pas une science presque stérile, et comme si, dans le cas où tous nos efforts n'ont pu prévenir une terminaison funeste, l'examen des organes malades n'était pas le complément essentiel, indispensable de l'observation clinique.

Le moment approche où le disciple d'Hippocrate va mettre en pratique les leçons de ses maîtres, et payer à ses concitoyens le tribut de ses connaissances et de ses travaux. Toutefois, avant de s'armer d'un fer bienfaisant, et d'exécuter lui-même les opérations de la chirurgie, il lui reste à profiter d'un dernier moyen d'instruction, je veux parler des manœuvres cadavériques. Je sais tout ce qu'on peut dire sur l'insuffisance de ces manœuvres; elles n'apprennent pas à supporter la vue du sang, les cris et l'agitation du malade; elles ne sont presque d'aucun secours pour les opérations non réglées, où il est impossible de savoir d'avance comment on se conduira, et de se tracer un autre plan que celui qui sera indiqué par les circonstances. Toutes ces choses, j'en conviens, ne peuvent s'acquérir que par l'habitude d'opérer sur le vivant ; mais la précision dans les mouvemens, le degré de force et d'étendue qu'ils doivent avoir, l'habitude de les maîtriser, l'art de conduire son instrument avec sureté à travers des parties profondes et délicates, rien ne pourra mieux instruire sur tous ces points, que les manœuvres cadavériques ; elles seules donneront au chirurgien cette adresse qui ne s'acquiert pas en voyant opérer les autres, et la facilité qu'elles lui feront trouver dans ces premières opérations, lui inspirera, pour les suivantes, une confiance qui ne contribuera pas peu à leurs succès. Ces manœuvres ont été employées dès qu'il a été permis aux médecins d'interroger les cadavres; mais leur usage s'est répandu de nos jours plus qu'à aucune autre époque, et on peut les considérer comme un des plus grands pas que l'enseignement moderne ait faits vers la perfection; car ce sont elles surtout qui rendront la pratique de la chirurgie plus générale et plus facile, et mettront à la portée de tout le monde des secours encore trop concentrés dans les grandes villes et les grands hôpitaux.

Enfin, notre jeune chirurgien a terminé le cours de ses études théoriques; il a mis à profit ses lectures et les leçons de ses professeurs; il a fréquenté assidument les hôpitaux; toujours présent aux opérations, il a surmonté, autant qu'il était en lui, l'impression pénible que produit ce spectacle de douleurs. Il a suivi attentivement la main de ses maîtres pendant ces manœuvres délicates; elles ont été l'objet constant de ses réflexions; il a divisé, dans son esprit, chacune d'elles en plusieurs temps principaux, et cette analyse, qu'il pourra négliger plus tard, va lui être d'un grand secours à son début dans la pratique. Il a épuisé tous les moyens d'apprendre; il peut donc, à son tour, se présenter avec une modeste confiance. Sans doute, au moment de porter le fer, pour la première fois, sur un homme vivant, son ame ne peut se défendre d'une vive émotion; mais sa main est ferme, son esprit tranquille, et il reste toujours assez maître de lui-même pour ne laisser paraître aucun trouble et épargner ce nouveau supplice au malheureux opéré. Enfin, il a subi cette première épreuve si attendue et si redoutée;

tout s'est passé au gré de ses désirs; ces difficultés, qu'on suppose toujours à ce qu'on n'a pas encore fait soi-même, sont évanouies; il possède cette faculté presque divine de soulager et de guérir; il en a la certitude : c'est alors qu'il ne regrette plus ses longues veilles, ni sa jeunesse passée dans des études fortes et sérieuses : il en est trop récompensé.

Il nous resterait maintenant à examiner les effets de la pratique sur ce talent encore novice; mais ici, Messieurs, je suis obligé de m'arrêter. La maturité que la pratique seule donne au talent, la finesse et la sagacité qu'elle apporte dans le diagnostic, la simplicité admirable qui fait le caractère de ses procédés, les ressources qu'elle sait trouver dans ces cas imprévus et terribles où le corps humain semble menacé d'une ruine prochaine et inévitable, tous ces grands résultats de l'expérience me sont encore trop peu connus pour en pouvoir parler avec quelque sureté. C'est à mon prédécesseur qu'il appartenait de remplir dignement cette tâche; il vient d'exposer devant vous les fruits précieux de sa pratique et de son observation, et vous avez pu juger qu'il fallait ajouter un nom de plus à ceux qui soutiennent si glorieusement l'honneur de notre chirurgie.

Jeunes élèves, c'est pour vous que j'ai tracé cette esquisse rapide des moyens de vous perfectionner dans l'art de guérir ; c'est à vous encore que je m'adresserai en finissant. Nulle part ces moyens ne sont mis à votre portée avec plus de profusion que dans ce bel établissement. Dans aucune ville de l'Europe, vous ne trouverez autant de facilité pour les études anatomiques, un champ plus vaste et plus varié pour l'observation. Tous ces trésors de la science pourraient-ils vous être offerts sans que vous fussiez tentés de vous en approprier quelque chose ? ne répondrez-vous pas aux vues d'une administration qui a toujours encouragé vos travaux ? ne redoublerez - vous pas vos efforts comme elle redouble ses bienfaits ? l'enseignement complété, des places d'internes créées pour le service de la médecine, les concours conservés pour les nominations d'élèves, de médecins, de chirurgiens, de professeurs, tels sont ses nouveaux titres à votre reconnaissance, tels sont ses droits à exiger de vous, plus encore, que de ceux qui vous ont précédés ; et quand ces motifs vous manqueraient, quand votre profession resterait seule, que faudrait-il de plus pour exciter votre émulation ? L'homme physique et moral, voilà votre étude ; l'homme souffrant, voilà l'objet de vos soins ; l'homme soulagé ou guéri , voilà votre ouvrage ! quel attrait plus puissant pour l'esprit! quelle satisfaction plus douce pour le cœur ! quelle plus flatteuse récompense de vos travaux! Marchez donc, jeunes élèves, mais marchez avec un zèle infatigable, avec une ardeur toujours nouvelle, dans la carrière qui s'ouvre devant vous ! jamais noble ambition ne put en désirer de plus belle. L'estime, la confiance, la considération, et, si vous en êtes dignes, la gloire et l'immortalité vous attendent.

NOTES.

(1) PERSONNE n'a mieux écrit, sur ce point, que M. le professeur Richerand; il a prouvé, jusqu'à l'évidence, que la chirurgie, dans son exercice comme dans son étude, était inséparable de la médecine.

Plusieurs années auparavant, notre Petit s'était déjà élevé contre la division des maladies en externes et en internes. « Cette division des maladies est fausse « et dangereuse à suivre dans la pratique, puisqu'elle « sépare des objets nécessairement liés, et j'aimerais « autant qu'on distinguât les maladies de la partie « droite du corps de celles de la partie gauche, que « de distinguer celles qui attaquent ses parties in- « ternes, de celles qui attaquent ses parties exté- « rieures. » (Discours sur la manière d'exercer la bienfaisance dans les hôpitaux, prononcé à l'ouverture des cours d'anatomie et de chirurgie de l'Hôtel-Dieu de Lyon, par M.-A Petit, le 3 novembre 1797.)

Cette doctrine est aujourd'hui professée par tous les bons esprits; mais il nous est particulièrement agréable de pouvoir citer, en sa faveur, une autorité d'un aussi grand poids que celle de M. le professeur Lallemand, qui est tout à la fois un chirurgien habile et un médecin distingué. « La séparation de la médecine et de

« la chirurgie a toujours été l'obstacle le plus puissant « qui se soit opposé aux progrès de la pathologie; « mais c'est principalement sur l'étude des affections « du cerveau qu'elle a eu la plus fâcheuse influence. « Les médecins, faisant peu d'ouvertures de corps, « ont regardé comme des maladies essentielles les « symptômes d'inflammation du cerveau et de l'arach- « noïde, lorsqu'ils se manifestaient spontanément...... « Les chirurgiens, trop occupés de plaies, de frac- « tures, etc., ont décrit avec un soin minutieux toutes « les circonstances de la maladie extérieure, et les « observations particulières n'ont été recueillies, pen- « dant des siècles, que pour soutenir telle ou telle « opinion relative au traitement local des plaies de la « tête. Ainsi, les médecins, qui ont écrit sur les in- « flammations du cerveau, ont emprunté, sans exa- « men, aux chirurgiens des matériaux qu'ils avaient « façonnés pour un autre édifice; et les chirurgiens, « dans les cas où la maladie n'avait pas été produite « par une cause externe, ont reçu de confiance, des « médecins, leurs fièvres essentielles. Heureux échange « auquel nous devons les erreurs qui se sont propagées « jusqu'à nous!» (Recherches anatomico-pathologiques sur l'encéphale, par F. Lallemand, professeur de clinique chirurgicale à la faculté de médecine de Montpellier, lettre troisième.)

Voici encore, à cet égard, l'opinion d'un jeune médecin étranger d'un grand mérite. « La nature du sujet « commande impérieusement à celui qui exerce la « médecine, d'avoir l'ensemble des connaissances mé- « dicales, et l'amour de l'humanité réclame que

« l'exercice de cet art bienfaisant soit pratiqué comme « au temps d'Hippocrate. Ici, on nous fait une objec- « tion, en disant que les connaissances médicales sont « aujourd'hui trop étendues pour pouvoir être em- « brassées par la même personne. Sans doute, elles « sont vastes, si l'on entend, par connaissances mé- « dicales, l'érudition des auteurs, l'étude des hypo- « thèses, des opinions, des systèmes et des erreurs « que les siècles passés ont enfantés; mais ces con- « naissances ne sont point aussi vastes et aussi étendues « que le vulgaire des médecins l'imagine, lorsqu'on « étudie sur le livre véritable et simple de la nature. » (Histoire de quelques doctrines médicales, comparées à celle du docteur Broussais, par Michel Fodéra.)

(2) Il faut, dans l'enseignement de la médecine, ne jamais séparer la spéculation de l'exercice; il faut, autant qu'il est en soi, rendre la science oculaire, et la dégager de la conjecture et de l'opinion. (M.-A. Petit.)

www.ingramcontent.com/pod-product-compliance
Ingram Content Group UK Ltd.
Pitfield, Milton Keynes, MK11 3LW, UK
UKHW021656260726
13994UKWH00003B/1488

9 782329 309774